AF613352

Dr Gaston MAILLEFERT

MANUEL OPÉRATOIRE ET RÉSULTATS

DE LA

Colostomie iliaque

PAR LE PROCÉDÉ DE LA DOUBLE LIGATURE

(Procédé de M. GANGOLPHE)

LYON
A. STORCK & Cie, ÉDITEURS
8, rue de la Méditerranée
1901

Dr Gaston MAILLEFERT

MANUEL OPÉRATOIRE ET RÉSULTATS

DE LA

Colostomie iliaque

PAR LE PROCÉDÉ DE LA DOUBLE LIGATURE

(Procédé de M. GANGOLPHE)

LYON
A. STORCK & Cie, ÉDITEURS
8, rue de la Méditerranée
1901

A MON PÈRE, A MA MÈRE

Je dédie ces quelques pages
en témoignage de ma reconnaissance et de mon affection.

A MES FRÈRES ET SŒURS

A MES AMIS

Monsieur le professeur agrégé Siraud nous a inspiré le sujet de notre thèse ; il nous a longtemps prodigué les marques précieuses d'une bienveillance dont nous sommes fier : qu'il soit assuré de notre reconnaissance.

Nous n'oublierons pas l'amabilité de l'accueil que nous fit Monsieur le professeur Gangolphe. Longtemps attaché à son service nous avons été séduit par la clarté de l'enseignement et les talents d'opérateur de ce Maître aimé et respecté.

Monsieur le professeur Tripier a bien voulu accepter la présidence de notre thèse, nous le prions d'agréer, pour l'honneur qu'il nous a fait, l'hommage de notre profonde reconnaissance.

CHAPITRE PREMIER

CONSIDÉRATIONS GÉNÉRALES

La colostomie iliaque est une intervention chirurgicale dont le résultat cherché est un anus contre nature siégeant dans la fosse iliaque gauche. L'S iliaque est recherchée après incision de la paroi abdominale, fixée à la peau et incisée, de façon à permettre l'écoulement des matières dont le cours se trouve être interrompu par un obstacle siégeant plus ou moins haut sur la partie inférieure du gros intestin et consistant le plus souvent en une tumeur cancéreuse ou de toute autre nature susceptible de résister à tous les traitements palliatifs ordinairement employés. Suivant que la tumeur est opérable ou non, la colostomie sera le premier temps d'une opération curative, dont le second temps consistera en l'ablation des tissus envahis, ou bien elle sera une opération seulement palliative.

C'est au commencement du XIXe siècle que la colostomie iliaque fut pratiquée par Littre : l'incision qui est le temps opératoire initial porte encore le nom d'incision de Littre.

L'anus iliaque de Littre ne subsista pas longtemps, la chirurgie antiseptique n'existait aucunement, et il était dangereux d'aborder l'intestin par la voie péritonéale. Aussi, par la suite, Callissen aborda l'intestin en laissant la grande séreuse abdominale intacte. Amussat, plus tard, pratiqua en vertu des mêmes principes la colostomie lombaire.

Malgré l'existence de ces procédés, ce n'est guère que depuis une vingtaine d'années que la question des anus artificiels fit quelques progrès; avec la généralisation des procédés antiseptiques, on ne craignit plus autant d'ouvrir le péritoine, et l'anus iliaque fut préféré par le plus grand nombre des chirurgiens à l'anus lombaire d'Amussat.

Un grand nombre de procédés ont été mis en œuvre pour pratiquer la colostomie iliaque.

Leur multiplicité tient au souci qu'ont les chirurgiens de créer un anus artificiel donnant à l'opéré le minimum d'ennuis, tant au point de vue du résultat anatomique qu'à celui du résultat fonctionnel, tout en étant d'une exécution aussi simple et aussi facile que possible. L'étude de ces différents procédés a été faite par Démard dans la thèse qu'il a consacrée comme nous-même à l'étude du procédé de la double ligature. L'on peut classer ces différents modes d'intervention en deux catégories suivant que l'on procède en un temps ou bien en deux temps.

A la première catégorie appartiennent les procédés de Nélaton, Verneuil, Maurice Pollosson, étudié dans la thèse de Laguaite (Lyon 1884.) Dans la catégorie des procédés en deux temps, se rangent les procédés de Knie, Maydl, Reclus, Schwartz, Desguins, Audry, Franck, Roux (de Lausanne). Nous n'entreprendrons pas la critique de ces procédés, non plus que leur description : nous nous proposons seulement d'étudier dans sa technique opératoire et dans ses résultats le procédé de colostomie iliaque imaginé et mis en œuvre par notre maître, M. le professeur agrégé Gangolphe.

C'est en 1896 que le procédé a été appliqué pour la première fois.

Démard dans sa thèse en a publié quinze observations que nous reproduirons tout en les complétant en ce qui concerne ceux des opérés que nous avons retrouvés et interrogés sur les résultats de l'opération qu'ils ont subie. Nous nous proposons d'étudier dans les chapitres suivants la technique du procédé de la double ligature et ensuite, les résultats immédiats et éloignés de l'opération conduite suivant les règles posées par M. Gangolphe.

CHAPITRE II

TECHNIQUE OPÉRATOIRE DU PROCÉDÉ DE LA DOUBLE LIGATURE

Le procédé de M. le professeur agrégé Gangolphe est un procédé qui s'effectue en deux temps : les procédés en deux temps donnent plus de sécurité au chirurgien : néanmoins, les procédés en un temps doivent subsister pour les cas urgents où une attente de quelques jours serait impossible. (Quarante-huit heures d'attente suffisent dans le procédé que nous étudions.)

Voici la technique que notre maître a été amené à employer :

« Dans un premier temps, dit-il, j'attire une anse côlique iliaque et l'étrangle par une double ligature en chaîne, puis je l'isole de la cavité péritonéale tout en la fixant à la paroi au moyen de sutures séro-séreuses, placées naturellement au-dessus de la ligature et unissant péritoine pariétal et péritoine viscéral. — Dans un second temps, sans anesthésie, quarante-huit heures plus tard, on incise au thermocautère l'anse sphacélée et les deux ligatures. » (Gangolphe, *Revue de chirurgie*, février 1900.)

Première séance. — *a*) On pratique sur le côté gauche de la paroi abdominale l'incision classique de Littre : cette incision est faite au niveau présumé de l'S iliaque. La longueur de l'incision n'est pas indifférente : il ne faut pas la faire trop grande : l'incision cutanée ne doit pas dépasser 6 à 8 centimètres et le fond, 5 à 6 centimètres. On se mettra de cette façon plus sûrement à l'abri des chances d'éventration consécutive. Après la peau, on incise le tissu cellulaire, les aponévroses, les muscles, enfin le péritoine qui est sectionné sur la sonde cannelée.

b) Après avoir repéré le péritoine à l'aide de quelques pinces hémostatiques, on va à la recherche de l'S iliaque.

La découverte de l'S iliaque ne se fait pas toujours facilement, à cause de la présence fréquente d'anses grêles qu'il faut récliner : suivant le procédé de Verneuil, si l'on ne trouve pas d'emblée l'S iliaque, il faut la chercher en dedans ; vers la symphyse sacro-iliaque, vers le promontoire : on la reconnaîtra grâce à ses bandes longitudinales, à ses bosselures et à ses appendices épiploïques.

Il peut se présenter deux cas lorsque l'on veut attirer l'anse choisie au dehors : ou bien le mésocôlon est très court, et alors l'anse doit être attirée à fleur de peau, quelquefois avec une certaine difficulté.

Dans l'autre cas, au contraire, le mésocôlon est très lâche et très long, ce qui est une prédisposition au prolapsus.

Suivant que l'un ou l'autre cas se présentera, on fera une résection plus ou moins étendue de l'anse intestinale.

c) On attire au dehors une anse intestinale de 6 à 8 centimètres : à l'aide d'une longue pince hémostatique, on perfore le mésocôlon à une très petite distance de son insertion intestinale (3 ou 4 millimètres). Un cordonnet de soie plié en deux est saisi à l'aide de cette pince, et est attiré à travers le mésocôlon.

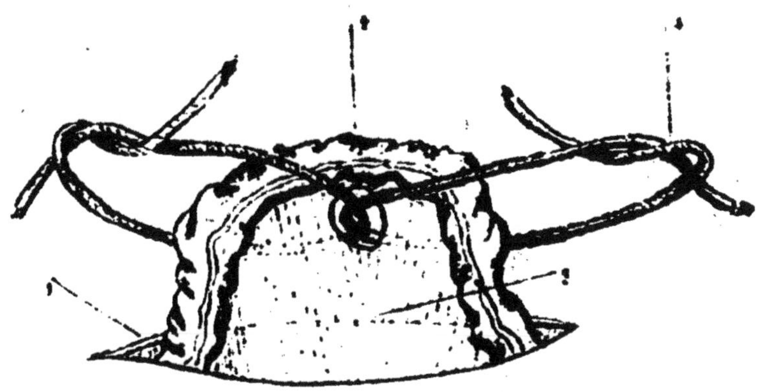

1. Incision cutanée. — 2. Anse côlique attirée au dehors. — 3. Mésocôlon.
4. Cordonnet de soie pour la ligature.

On sectionne ce fil double par le milieu, on l'entrecroise en chaîne et on fait deux ligatures, l'une à droite, l'autre à gauche :

On serre les ligatures aussi fortement que possible et on laisse toute leur longueur aux deux fils de façon à les retrouver aisément au moment où l'on fera sauter les ligatures à l'aide du thermo-cautère.

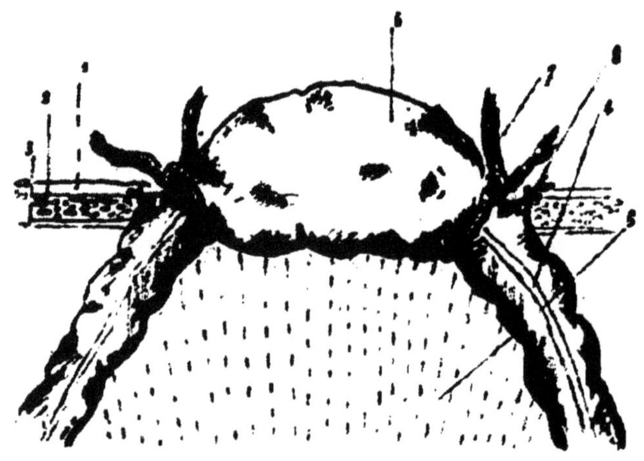

1. Tégument externe. — 2. Couche cellulaire sous-cutanée. — 3. Péritoine. — 4. Côlon. — 5. Mésocôlon. — 6. Anse étranglée. — 7. Ligatures. — 8. Points séro-séreux.

d) Aussitôt les ligatures en place et serrées énergiquement, l'anse intestinale isolée par ce moyen se tuméfie et devient violacée. A environ un travers de doigt au-dessus de l'étranglement, on établit une collerette de six ou sept sutures séro-séreuses, faites à la soie fine dans le but d'isoler cette anse tout en la fixant à la paroi. On peut unir les deux jambages de l'anse par une ou deux sutures de façon à compléter la cavité péritonéale.

c) Il s'agit de réduire l'incision aux limites nécessaires pour livrer passage à l'anse étranglée. On établit un double plan de sutures au catgut : l'un ferme le péritoine, l'autre est destiné aux muscles et aponévroses ; la peau est suturée à l'aide de quelques points de fil métallique.

L'anse étranglée, maintenant de coloration noirâtre et très tendue, est entourée d'une bandelette de gaze iodoformée, et on complète le pansement avec de la ouate aseptique.

Deuxième séance. — La libération de l'anse étranglée constitue cette deuxième séance : on l'effectue quarante-huit heures après la première séance opératoire. Lorsque le pansement est enlevé, le segment isolé de l'S iliaque apparaît. Il présente une coloration noirâtre et est distendu par les gaz. L'anse est largement ouverte au thermo-cautère : cette ouverture donne issue à des gaz et à un liquide noirâtre. Après une bonne irrigation à l'eau bouillie ou bien à l'eau oxygénée, on reconnaît les deux ligatures, et on les sectionne aux ciseaux.

Les bords de la plaie, à ce moment, présentent un aspect déchiqueté dû à la présence des débris de l'anse gangrenée. On sectionne le plus possible de ces débris au thermo-cautère. Il ne reste plus alors qu'à recouvrir la plaie opératoire d'une couche de ouate aseptique, et le malade est reporté dans son lit.

Ce procédé est simple, assez rapide, et son exécution est relativement facile. Il présente sur les autres procédés effectués en deux séances ce grand avantage que les deux temps de l'intervention ne sont séparés que par un intervalle de quarante-huit heures; en effet, dans le procédé de Maydl, cet intervalle est de quatorze jours et de six jours seulement si l'on emploie le procédé de Reclus qui n'est qu'une modification du premier.

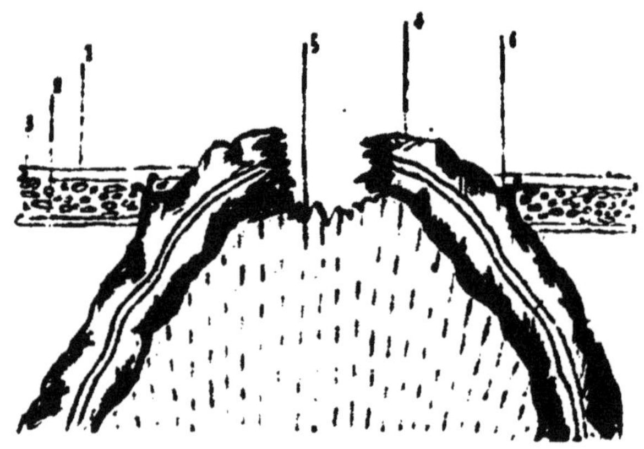

1. Tégument externe. — 2. Couche cellulaire sous-cutanée. — 3. Péritoine.
4. Côlon sectionné. — 5. Mésocôlon. — 6. Points séro-séreux.

Les règles de l'intervention suivant le procédé de M. le professeur Gangolphe sont nettement établies, et ce procédé a été employé assez souvent déjà pour que l'on puisse dès maintenant en apprécier les résultats.

CHAPITRE III

OBSERVATIONS

OBSERVATION I

Citée par DÉNAND (thèse de Lyon, 1899-1900)
Recueillie dans le service de M. le professeur agrégé GANGOLPHE.

G..., Élise, cinquante-huit ans, entrée à l'Hôtel-Dieu pour néoplasme rectal, couchée au n° 2 de la salle Saint-Martin.

La colostomie iliaque est pratiquée le 18 décembre 1898. Anesthésie à l'éther. L'incision habituelle est faite, le côlon est attiré à la plaie et lié avec un fil de soie. Une ouverture est faite à l'intestin, au-dessous de la ligature, du côté qui paraît être le bout inférieur. Une sonde de Nélaton est introduite et une injection d'eau est poussée, le liquide ressort par l'anus. La sonde est retirée.

Une deuxième ligature est faite au-dessous de l'ouverture, puis l'intestin est sectionné complètement entre les deux ligatures, au thermo-cautère. Le bout inférieur est fixé à la plaie par quelques points séro-séreux ; il en est de même pour le bout supérieur, avec cette différence, cependant, qu'il est fixé sur une certaine longueur, de façon à faire un cæcum.

Le 20 décembre, quarante-huit heures plus tard, ouverture du bout supérieur.

Le 28 décembre, on constate, en faisant une injection d'eau par l'anus, que le liquide ressort par la plaie abdominale; la ligature du bout inférieur est tombée après avoir sectionné l'intestin.

Le 8 janvier on fait l'ablation du rectum cancéreux.

Le 12 février, la malade se lève, tout en ayant encore besoin d'un petit pansement. Son anus iliaque fonctionne très bien; elle ne se souille pas dans la journée et va chaque matin à la selle. Un simple tampon de ouate suffit pour empêcher l'issue des matières.

Quelques jours plus tard, la malade est présentée par le Dr Gangolphe à la Société de chirurgie; elle part enfin chez elle pourvue d'une pelote-tampon pour obturer l'anus. La santé est parfaite; la malade quitte l'hôpital guérie.

OBSERVATION 2 (id., ibid.)

Service de M. le professeur agrégé Gangolphe.

F..., Antoine, trente-trois ans, journalier, à la Table (Savoie). Entré le 31 octobre 1896 à l'Hôtel-Dieu. Sorti le 11 janvier 1897. Rentré le 8 mai 1897 pour néoplasme et phénomènes d'occlusion intestinale.

On pratique un anus iliaque le 9 mai 1897. Rien de particulier à signaler dans l'opération. Le malade se trouve soulagé par cette opération.

L'anus artificiel fonctionne bien. On ne constate pas de prolapsus.

En juin 1897, les selles commencent à devenir moins fréquentes et plus régulières; il y a une selle abondante tous les matins vers 6 heures.

L'état général du malade est mauvais; le malade succombe à la cachexie cancéreuse le 23 juillet 1897.

OBSERVATION 3 (id., ibid.)

Service de M. le professeur agrégé GANGOLPHE.

G..., Benoît, de Lyon, cinquante ans, entre à l'hôpital le 13 septembre 1897 pour épithélioma anal. Le malade était couché au n° 9 de la salle Sainte-Marthe.

Le 18 septembre on pratique un anus iliaque par le procédé par la double ligature. L'opération est faite sans incidents particuliers à signaler.

Le malade éprouve du soulagement après l'opération.

Pas de phénomènes douloureux ou pénibles pendant que les ligatures ont été en place. Pas de prolapsus.

Bon fonctionnement iliaque.

Cachexie. Décédé.

OBSERVATION 4 (id., ibid.)

Service de M. le professeur agrégé GANGOLPHE.

L..., Jean, soixante-huit ans, entré le 27 septembre 1897, à l'Hôtel-Dieu, pour épithélioma anal. Couché au n° 20 de la salle Sainte-Marthe.

Colostomie par le procédé de la double ligature. Bons résultats, pas de complications. Le nouvel anus fonctionne bien et à peu près régulièrement.

OBSERVATION 5 (id., ibid.)

Service de M. le professeur agrégé GANGOLPHE.

P..., Antoine-Pierre, entré le 17 août 1898, à l'Hôtel-Dieu, pour néoplasme rectal. Couché au n° 1, salle Sainte-Marthe. Colostomie le 20 août. L'anus iliaque fonctionne bien. Le malade est soulagé. Pas de prolapsus, ni d'éventration.

Cachexie cancéreuse. Décédé.

OBSERVATION 6 (Id., ibid.)

Service de M. le professeur agrégé Gangolphe.

M..., Pierre, soixante ans, cultivateur, entré le 17 septembre 1897. Néoplasme rectal. Colostomie. Soulagement immédiat. Bon fonctionnement de l'anus artificiel.

Pas de prolapsus. Les matières passent bien en totalité par le bout supérieur. On fait des lavages du bout inférieur.

OBSERVATION 7 (Id., ibid.).

Service de M. le professeur agrégé Gangolphe.

S..., entre à l'Hôtel-Dieu le 9 décembre 1897, n° 21, salle Sainte-Marthe. A l'entrée, on constate chez ce malade des douleurs très vives, des coliques violentes. Ce qui domine la scène, c'est l'incontinence.

Le malade ne peut retenir ses matières qui sont toujours diarrhéiques. La plupart du temps elles sont sanguinolentes. Au toucher rectal, on trouve, à 3 ou 4 centimètres de l'anus, une virole néoplasique très élevée, surtout en avant. Le calibre du rectum est rétréci. Ganglions inguinaux déjà volumineux. Cachexie.

On décide de pratiquer la colostomie.

Cette opération est faite le 6 janvier 1898.

Le 8 janvier on ouvre l'anse sphacélée comprise entre les deux ligatures. Du 6 au 8 janvier on note quelques légères coliques.

Le 10 janvier, pansement. Le lambeau a cédé, on trouve des matières fécales.

Le 12 janvier, le malade se trouve bien soulagé. Les douleurs abdominales ont disparu. Le malade n'a plus la sensation de tension abdominale qu'il éprouvait auparavant. Les douleurs anales ont cessé. Plus de sensation de brûlure réveillée par la présence des gaz intestinaux comme avant l'opération.

Le 24 janvier, les matières sont expulsées régulièrement par l'anus iliaque. La défécation est à présent très bien réglée. L'évacuation se fait en général vers le matin à 5 heures, à moins qu'un changement notable n'ait eu lieu dans l'heure du repas du soir. Le malade se sent capable de reprendre ses occupations.

L'ablation du néoplasme rectal a été pratiquée après la colostomie. Le malade a été présenté à la Société de chirurgie au mois d'avril 1898, par M. le professeur Gangolphe. A cette date, le malade était dans un état aussi satisfaisant que possible. Il a quitté l'Hôtel-Dieu fin avril 1898 très satisfait de son opération.

OBSERVATION 8 (id., ibid.)

Service de M. le Dr Auzanis, chirurgien des hôpitaux.

X..., Jean, âgé de cinquante ans, entre à l'Hôtel-Dieu, salle Carnot, n° 12, en avril 1898 pour un néoplasme du rectum. La lésion paraît avoir évolué lentement puisque le malade a présenté des troubles il y a deux ans déjà. Actuellement le néoplasme occupe l'extrémité inférieure du rectum sur tout le pourtour et on atteint avec peine la limite supérieure. On décide de lui faire un anus iliaque par le procédé de la double ligature.

Après avoir incisé la paroi abdominale au lieu d'élection à gauche, on attire l'anse du gros intestin qui est très mobile. On l'attire suffisamment pour que les portions resserrées par l'incision abdominale s'adossent bien en canon de fusil. Quelques points de suture séro-séreuse fixent le pourtour de l'intestin au pourtour de l'orifice péritonéal et on applique deux ligatures, de façon à retrancher la portion attirée hors de l'abdomen. Deux jours après, les ligatures tombaient avec la portion intestinale mortifiée et l'anus contre nature s'établissait facilement.

Plus tard on a noté une hernie assez considérable de la muqueuse contre laquelle on a lutté efficacement en pratiquant des cautérisations ignées radiées sur l'orifice de l'anus iliaque.

Le malade n'a pas présenté de phénomènes d'occlusion pendant le maintien en place de la double ligature.

Trois semaines après, l'anus fonctionnant avec régularité, le malade fut confié au Dr Durand qui pratiqua l'ablation du néoplasme rectal. Ce malade va actuellement très bien (juin 1899). Il a été présenté en mars, par M. Durand, à la Société de chirurgie.

OBSERVATION 9 (Id., ibid.)

Service de M. le professeur agrégé Gangolphe.

M..., Justin, entré à l'Hôtel-Dieu le 30 mars 1898. On constate à ce moment chez le malade une masse bourgeonnante occupant à peu près toute la lumière du rectum. Le malade ressent de violentes coliques. Il a des douleurs continuelles avec des phénomènes d'irradiation dans les membres inférieurs et dans le pénis, suivant l'axe de l'urèthre. Besoins fréquents d'aller à la selle. La station debout est impossible car elle est le point de départ de besoins impérieux.

La défécation est très douloureuse. Selles sanguinolentes.

L'état général n'est pas très bon. Le malade maigrit.

On décide la colostomie.

Le 8 novembre 1898, on la pratique.

Le 12 novembre, on constate une disparition presque complète de la douleur. Le soulagement persiste ainsi pendant tout le mois de novembre.

Le 10 janvier 1899, on note de nouvelles douleurs dues au néoplasme rectal qu'on n'a pas enlevé car il est inopérable. Mais l'anus iliaque fonctionne très bien et n'est nullement douloureux.

Le 20 janvier les selles sont devenues plus régulières. Il n'y a généralement pas d'évacuation dans la journée. Il y a une selle abondante le matin vers 5 ou 6 heures.

Le malade se trouve bien soulagé, il s'alimente mieux, l'état général est bien meilleur qu'avant l'opération.

Ce malade est toujours à l'Hôtel-Dieu, au n° 3 de la salle Sainte-Marthe. Depuis un an le malade a une vie supportable, exempte de douleurs vives comme il en éprouvait avant la colostomie et on ne l'a pas cependant débarrassé de son néoplasme.

Voilà un bon exemple pour prouver que la colostomie vaut bien la peine d'être pratiquée comme opération purement palliative ; elle peut toujours permettre une survie quelquefois longue, comme on le voit.

OBSERVATION 10 (Id., ibid.)

Service de M. le professeur agrégé Gangolphe.

B... Georges, commis-voyageur à Lyon, trente-neuf ans. Entré à l'Hôtel-Dieu le 10 janvier 1899. Couché au lit 21 de la salle Sainte-Marthe. Le malade, à son entrée à l'hôpital, éprouve des douleurs atroces pendant la défécation, il a des selles sanguinolentes et demande à être débarrassé de ses souffrances à tout prix. Le toucher rectal révèle une masse bourgeonnante assez étendue en longueur, qui rétrécit considérablement le calibre du rectum.

On décide de pratiquer la colostomie.

Le 21 janvier 1899 on crée un anus iliaque, par le procédé de la double ligature.

On ne constate aucune douleur, pas de vomissements entre l'opération de la ligature et l'ouverture de l'anse sphacélée au thermo-cautère. Le malade accuse un soulagement considérable.

Le 25 janvier le malade est toujours satisfait de son opération. Mais les selles sont très irrégulières, les évacuations ont lieu un peu à toute heure de la journée.

Le 30 janvier, le malade, qui se sert d'une pelote-tampon, éprouve quelques douleurs au niveau de l'anus iliaque, sur le point où se fait la pression. Le tissu cicatriciel n'est pas encore suffisamment résistant. Ces douleurs diminuent chaque jour ; le 13 février elles disparaissent.

Le 5 février, le malade dont l'état général est excellent n'a pas encore de selles régulières.

Le 20 février on fait l'ablation de la tumeur rectale.

Rien de nouveau à noter au niveau de l'anus iliaque.

Le 10 avril le malade a des selles beaucoup plus régulières. Les évacuations ont eu lieu à peu près deux fois par jour, il y a une grande amélioration.

Le 6 mai le malade a des selles tout à fait régulières. Une selle abondante le matin, à 6 heures, et quelquefois une autre dans l'après-midi.

Le 15 mai on note qu'à l'anus iliaque le bout supérieur conserve bien son calibre normal et fonctionne bien.

Il n'y a pas de trace de rétrécissement. Le bout inférieur semble atrophié, diminué de volume, son calibre s'est rétréci. Il est refoulé dans le fond de l'ouverture iliaque, et il est séparé du bout supérieur par une bride cicatricielle qui empêche toute communication entre l'un et l'autre bout ; les matières ne peuvent donc pas passer dans le bout inférieur.

Le malade quitte l'Hôtel-Dieu, bien guéri, le 18 mai. L'examen histologique de la tumeur rectale a été fait, à la Faculté de médecine, par M. le professeur agrégé Paviot. Il est très difficile de se prononcer sur la nature exacte de cette tumeur, mais elle n'est, en tout cas, pas de nature cancéreuse.

Voilà donc un homme, jeune encore, âgé de trente-neuf ans seulement, qui pourra rester porteur de son anus iliaque de longues années encore. Son état général est excellent.

Nous avons souvent revu ce malade depuis sa sortie de l'hôpital. Il a repris ses occupations et nous dit ne pas être trop incommodé par son infirmité. Il mène la même vie qu'avant son opération, il voyage, marche beaucoup, mène, somme toute, une vie assez active. Il nous a raconté qu'il allait au théâtre, jouait aux boules (ce dernier exercice est assez violent), sans éprouver la moindre gêne.

Bien entendu, chez ce malade nous n'avons jamais eu de prolapsus, ni de complications.

Une bride cicatricielle sépare nettement, chez lui, les deux portions de l'intestin, le bout supérieur et le bout inférieur.

Le bout supérieur est plus volumineux que le bout inférieur. Ce dernier est en voie d'atrophie tout en étant encore assez perméable pour admettre une canule dans le but de faire des lavages.

OBSERVATION 11 (id., ibid.)

Service de M. le professeur agrégé GANGOLPHE.

D..., Antoinette, propriétaire à Charlieu (Loire), entrée à l'Hôtel-Dieu le 30 janvier 1899. Elle est couché au lit n° 17 de la salle Saint-Martin.

A son entrée dans le service du professeur Gangolphe on constate une tumeur rectale assez volumineuse datant de huit mois. La malade éprouve une grande difficulté pour aller à la selle. Les fèces sont dures et sanguinolentes. Au bout de quelques jours les selles deviennent franchement hémorragiques. La masse bourgeonnante qui obstrue le rectum est située à 4 centimètres environ du pourtour anal ; son épaisseur est de 4 centimètre environ.

La colostomie est décidée. On la pratique le 8 février 1899.

Par la plaie cutanée abdominale, pendant l'opération, le côlon fait saillie au dehors sous forme d'un bourrelet rougeâtre et permanent. On est en présence d'un mésocôlon très long et très relâché qui prédispose la malade au prolapsus.

Le 12 février la malade se trouve très soulagée. On n'a pas constaté de phénomènes d'occlusion dans les deux jours où les ligatures sont restées en place.

Le 25 février les selles sont encore irrégulières.

Le 30 février on pratique l'ablation du néoplasme rectal.

Le 10 mars les selles sont un peu plus régulières. On note

un léger degré de prolapsus de la muqueuse intestinale au niveau de l'anus iliaque.

Le 15 mars les selles sont bien réglées. Une sel[illegible] [illegible]ondante le matin. — Toujours un certain degré de prolapsus.

Le 10 avril l'anus iliaque fonctionne toujours bien. Le prolapsus est moins prononcé, mais il existe toujours cependant.

Le 23 avril l'état général est excellent. Le prolapsus n'est plus aussi marqué. Il n'est pas permanent, il est surtout marqué au moment du passage des matières, sans être toutefois trop prononcé. La malade porte une pelote-tampon et commence à circuler dans l'Hôtel-Dieu.

Elle reste encore quelques jours à l'hôpital et part chez elle le 8 mai 1899, très satisfaite et guérie.

OBSERVATION 12 (Id., ibid.).

Service de M. le professeur agrégé Gangolphe.

B..., Simon, trente-deux ans, marié, comptable à Vienne (Isère). Entre à l'Hôtel-Dieu le 2 avril 1899, couché au lit n° 19 de la salle Sainte-Marthe.

A son entrée le malade a de violentes douleurs abdominales, il a des selles diarrhéiques et sanguinolentes. Le toucher rectal dénote la présence d'une tumeur rectale qui rétrécit beaucoup le canal de l'intestin.

Le 6 avril on pratique la colostomie.

Le 8 avril on ouvre au thermo-cautère.

On n'a pas constaté, les 6 et 7 avril, de vomissements, ni de douleurs abdominales.

Le 10 avril, le soulagement, qui a été presque immédiat après l'opération, persiste. L'anus iliaque fonctionne très bien.

Le 20 avril on pratique l'ablation de la tumeur rectale.

Le 9 mai, le malade se lève pour la première fois. Les selles ne sont pas encore bien régulières.

Le 30 mai, les évacuations se font plus régulièrement. Le malade a une selle abondante le matin, et parfois, mais rarement, une deuxième dans l'après-midi.

L'état général est bon.

Chez ce malade le bout inférieur est plus gros que le bout supérieur, mais les deux orifices intestinaux sont nettement indépendants. Les matières ne peuvent absolument pas passer de l'un dans l'autre. On pratique des lavages dans le bout inférieur. Pas de prolapsus ni d'éventration.

Le malade quitte l'hôpital à la fin du mois de juin, dans un état de santé générale excellente; il est très satisfait du résultat donné par les opérations. Nous reproduisons le schéma de son anus iliaque. M. le professeur Gangolphe a revu ce malade le 10 novembre dernier dans un état de santé parfaite.

L'anus iliaque fonctionne très bien. Point de complications.

Chez ce malade le bout inférieur est plus volumineux que le bout supérieur. On ne constate pas encore de traînée épidermique séparant les deux bouts.

OBSERVATION 13 (Id., ibid.)

Salle particulière, M. le professeur agrégé Gangolphe.

Vicomtesse de F..., cinquante-deux ans, de Montélimar, souffrait d'une tumeur rectale depuis six mois environ. Elle entre à l'Hôtel-Dieu de Lyon, le 10 mai 1899. Salle particulière.

A l'entrée à l'hôpital on constate une tumeur rectale volumineuse obstruant presque tout le calibre de l'intestin. Selles sanguinolentes. Douleurs insupportables.

La colostomie est pratiquée le 12 mai 1899.

Le 14 mai ouverture, au thermo-cautère, de l'anse sphacélée. Soulagement immédiat.

Le 25 mai, l'anus iliaque fonctionne très bien. Rien à signaler, aucune complication de ce côté.

Les ganglions inguinaux étant volumineux et le néoplasme rectal très étendu, on ne pratique pas l'extirpation de la tumeur rectale.

La malade quitte l'Hôtel-Dieu, à la fin du mois de mai, très soulagée par la colostomie.

L'anus artificiel fonctionne très bien, mais les phénomènes de généralisation cancéreuse arrivent.

La malade n'a pas un bon état général.

Le 10 août 1899, nous apprenons que la malade se promène dans sa propriété, dans les environs de Montélimar. Les souffrances ne sont donc pas intolérables comme avant l'opération. Il y a un mieux incontestable au point de vue de la douleur, mais des irradiations commencent à se faire, ayant pour point de départ le néoplasme rectal. L'anus artificiel fonctionne toujours bien au mois d'août. On ne note aucun prolapsus. Les deux bouts inférieur et supérieur sont bien séparés. On fait des lavages dans le bout inférieur qui communique toujours avec le rectum, la lumière de cette portion intestinale n'étant pas complètement obstruée par la tumeur.

La malade succombe dans la deuxième quinzaine du mois d'octobre 1899. Les phénomènes de généralisation cancéreuse ont suivi une marche très rapide. Il n'est pas douteux, cependant, que la malade a profité de la colostomie par une atténuation des douleurs violentes qu'elle éprouvait depuis longtemps et par une survie de sept mois.

OBSERVATION 15 (Id., ibid.)

Service de M. le professeur agrégé Gangolphe.

P..., Marie, cinquante-neuf ans, de Cluny (Saône-et-Loire), entre à l'Hôtel-Dieu le 13 juin 1899. Couchée au n° 23 de la salle Saint-Martin. A l'entrée, douleurs abdominales, exaspérées pendant la défécation. Selles diarrhéiques et sanguinolentes. Au toucher rectal on sent une tumeur étendue.

Colostomie le 17 juin 1899 par le procédé de la double ligature. Le 19 juin, ouverture au thermo-cautère.

Pas de nausées, ni de vomissements du 17 au 19.

Quelques coliques.

Le 20, soulagement incontestable.

L'anus artificiel a fonctionné, pour la première fois, le 25 juin. Pas de prolapsus, aucune complication.

Le 5 juillet extirpation de la tumeur rectale.

Infection deux jours après. Mort trois jours après cette opération.

OBSERVATION 13 (Id., ibid.)

Due à l'obligeance de M. le professeur agrégé Sarre.

V..., Auguste, passementier, à la Seauve (Haute-Loire), trente-six ans, entre à l'Hôtel-Dieu le 17 septembre 1899. Couché au lit n° 18 de la salle Sainte-Marthe.

A l'entrée à l'hôpital le malade se plaint d'avoir des selles sanguinolentes et douloureuses, avec alternation de diarrhée et de constipation. Besoins fréquents d'aller à la selle. Le malade est très amaigri. Il y a quelques troubles de la miction. On constate des ganglions bilatéraux dans les aines et à la région lombaire. L'anus est envahi par une tumeur épithéliale étendue en surface. Cette tumeur remonte assez haut dans le rectum.

Colostomie le 1er octobre. — Soulagement des douleurs. Coliques assez fortes, mais supportables du 1er au 3 octobre, jour de l'ouverture de l'anus au thermo-cautère.

Pas de phénomènes graves. État général plus satisfaisant depuis l'opération. L'anus iliaque fonctionne très bien. Pas de complication, ni de douleur au niveau de l'anus artificiel.

Les deux bouts sont bien séparés. On fait des lavages du bout inférieur pour le débarrasser des mucosités qu'il contient.

OBSERVATION 16 (inédite)

Recueillie dans le service de M. le professeur Gangolphe.

B..., Benoîte, entre à l'Hôtel-Dieu le 19 septembre 1900, salle Saint Martin, n° 10.

La malade fut traitée il y a six ans environ pour des hémorroïdes internes. Le 12 octobre 1899, elle fit une chute, elle portait un pessaire qui la blessa. En avril, elle vient à la visite de M. Gangolphe. Il n'y avait pas à cette époque indication d'intervenir. Depuis les premiers jours de juin, la malade s'est alitée : elle éprouve de très vives douleurs lorsqu'elle va à la selle. Elle se décide à une intervention qui ne sera que palliative étant donnée l'étendue des lésions.

Le 26 septembre, M. le professeur agrégé Siraud pratique la colostomie iliaque par le procédé de la double ligature. Le lendemain et le surlendemain, la malade éprouva quelques coliques : pas de vomissements ni de nausées.

Le 28 septembre, libération de l'anse sphacélée au thermocautère. Les coliques ont aussitôt cessé complètement.

Le 9 octobre, la malade nous dit se trouver très bien de l'opération qui a fait disparaître ses douleurs. Les évacuations ne se font pas très régulièrement, ce qui a nécessité l'administration de deux purgatifs, depuis l'opération. Du reste, dès sa jeunesse, la malade a été sujette aux constipations. Les matières passent régulièrement par le bout supérieur. L'anus opératoire a aussi bon aspect que possible. Le bout supérieur est bordé par un replis muqueux très régulier, et bien que l'incision ait été assez longue, et que les parois abdominales présentent une certaine épaisseur, il ne se manifeste aucune tendance au prolapsus.

Le 24 octobre, les selles sont plus régulières. La malade

s'alimente très bien : elle signale quelques douleurs ayant leur point de départ dans le néoplasme rectal.

Elle quitte l'hôpital le 27 octobre : les selles se font à peu près régulièrement, le matin avant 9 heures. L'anus iliaque présente un très bon aspect. Le bout inférieur est encore assez saillant. Pas de prolapsus du bout supérieur qui est à fleur de peau.

M. le Dr Laurençon, auquel nous nous sommes adressé tout récemment pour avoir des nouvelles de cette opérée, a eu l'obligeance de nous donner les renseignements suivants :

« État de la plaie : la muqueuse du bout inférieur fait hernie : elle rentre facilement avec le doigt, mais ressort aussitôt. La sortie des matières se fait par l'angle supérieur de la plaie.

« Les selles sont assez régulières ; il y a eu deux périodes de constipation ayant nécessité une purgation. L'évacuation se fait tous les deux jours par boules fécales, plutôt le soir : la malade prend deux grains de santé tous les jours pour combattre la paresse de l'intestin. Le rectum et l'anus sont complètement envahis et obstrués par le néoplasme : sanies abondantes s'écoulant continuellement et provoquant des douleurs. Le lavage du rectum est impossible, très douloureux, et provoque des hémorragies. — La malade n'est soulagée que par quatre piqûres de morphine par jour, celles du soir à 0,01 centigrammes, les autres à 0,015 milligrammes.

« État général. — Reste bon : peu d'amaigrissement depuis l'opération. L'alimentation et la digestion se font bien. La malade n'a plus d'indigestions depuis l'opération. Je compte sur une survie de plusieurs mois encore. »

OBSERVATION 17 (inédite)

Due à l'obligeance de M. le professeur agrégé GANGOLPHE.

M..., Delphine, cinquante-sept ans, cultivatrice. Entrée le 27 avril 1900, salle Saint-Martin, n° 30.

Cancer du rectum dont les premiers symptômes perçus par la malade remontent à quatre mois environ. Selles sanguinolentes avec douleurs modérées ; par la suite, les douleurs deviennent plus vives et chaque défécation est marquée par une cuisson intense au niveau de l'anus et dans la partie inférieure du rectum, analogue à celle que produirait le passage d'un fer rouge. Le toucher rectal fait percevoir une masse saignante volumineuse dont on ne peut préciser les limites. Le néoplasme est trop étendu pour que l'on puisse songer à pratiquer une opération radicale.

Le 21 mai, M. Gangolphe pratique le premier temps de la colostomie iliaque. Le 23, libération au thermo-cautère de l'anse sphacélée ; dans l'intervalle des deux séances, ni nausées, ni vomissements, coliques modérées qui cessent complètement aussitôt l'établissement définitif de l'anus iliaque.

Rien de particulier à signaler dans les suites opératoires. La malade quitte l'Hôtel-Dieu, le 14 juin 1900, présentant un bon état général et très satisfaite de l'opération qui a fait disparaître les douleurs intolérables qu'elle éprouvait auparavant.

Nous avons écrit à cette malade qui nous a répondu elle-même le 28 novembre 1900. La malade nous dit que l'anus artificiel fonctionne assez bien : elle va à la selle le matin, bien rarement dans la journée. L'intestin sort au moment des selles seulement. Le bout inférieur donne issue parfois à des mucosités blanchâtres. La tumeur au niveau de l'anus est douloureuse et donne des élancements dans les cuisses.

Dernièrement, dans les premiers jours d'avril, nous avons eu des nouvelles de cette opérée par le praticien qui lui donne ses soins actuellement. L'appétit reste bon, bien que les douleurs du côté de la tumeur soient aussi prononcées. Néanmoins on compte sur une survie de quelques mois encore.

OBSERVATION 18 (inédite)

Recueillie dans le service de M. le professeur agrégé GANGOLPHE.

G..., Rosalie, cinquante-deux ans, entrée à l'Hôtel-Dieu pour néoplasme rectal, couchée au lit n° 13 de la salle Saint-Martin.

Santé antérieure excellente.

La malade fait remonter le début de l'affection au mois de janvier 1900.

Le toucher rectal révèle au bout inférieur du rectum une tumeur grosse comme une mandarine, siégeant latéralement à gauche.

La tumeur est dure et glisse sous le doigt.

On ne perçoit pas d'ulcération ; néanmoins, le doigt explorateur est ramené couvert de sang. Il n'existe pas d'adénopathie inguinale.

Dès le début de l'affection, la malade s'est aperçue qu'elle maigrissait. Les selles difficiles et douloureuses sont sanguinolentes. La station assise est très pénible.

La colostomie iliaque est décidée et pratiquée le 27 octobre 1900. Rien de particulier à signaler lors de l'intervention qui s'effectue dans les meilleures conditions possibles.

Le lendemain et le surlendemain, l'opérée éprouve des coliques assez vives, mais pas de vomissements ni de nausées. Quarante-huit heures après l'intervention, on libère l'anse intestinale étranglée. La malade est aussitôt soulagée. Tout semblait aller pour le mieux, lorsque cette opérée présenta tous les symptômes d'une broncho-pneumonie grippale (il y avait eu plusieurs cas de grippe dans la salle). Elle succombe le 9 novembre, quatorze jours après l'opération. Nous avons pratiqué le 10 novembre l'autopsie de cette malade : la broncho-pneumonie diagnostiquée a été vérifiée à ce moment. Nous avons recueilli la pièce opératoire qui est conservée dans le service de M. Gangolphe. L'état local était parfait, les points de suture étaient à peu près cicatrisés, il n'existait pas la moindre infection au niveau de ces parois, ni sur les points unissant les deux feuillets péritonéaux.

OBSERVATION 19 (inédite)

Due à l'obligeance de M. le Dr Fiquet.

M. G..., soixante ans, présente depuis longtemps des hémorroïdes internes sur lesquelles s'est développé un cancer diagnostiqué en avril 1900, mais datant certainement de plusieurs mois. Les douleurs étaient très vives et le malade était incommodé par de fréquents besoins d'aller à la selle et par de petites hémorragies.

Le 3 mai 1900, M. Gangolphe pratique la colostomie par le procédé de M. Gangolphe. Cette opération est faite à titre palliatif. L'opération n'offre rien de particulier à signaler. Aussitôt après, les symptômes désagréables présentèrent une grande amélioration.

Pendant l'été on fit à ce malade des injections hypodermiques de quinine : 0 gr. 50 puis 1 gramme. Les douleurs sont revenues avec irradiations dans les jambes. Le malade meurt le 30 décembre 1900, de cachexie cancéreuse. Il avait présenté dans le dernier mois des symptômes de généralisation pleurale.

CHAPITRE IV

LES RÉSULTATS IMMÉDIATS

Il résulte de l'exposé que nous avons fait, que pendant les deux jours qui suivent la première séance opératoire les ligatures restent en place : il existe de par ce fait un arrêt absolu dans la progression des matières et des gaz.

Il semblerait qu'il dût se produire pendant cet intervalle de temps des phénomènes d'obstruction intestinale, nausées, vomissements, etc. La possibilité de l'apparition de ces symptômes avait même fait naître au début une certaine inquiétude dans l'esprit de M. Gangolphe. La lecture des observations que nous avons recueillies indique que ces craintes ne se sont pas vérifiées dans la réalité.

Les opérés éprouvent le plus souvent des coliques dont l'intensité est fort variable. Ces coliques sont en général supportables, mais ont nécessité parfois l'administration de morphine en injections sous-cutanées ; tels furent les seuls phénomènes provoqués par l'interruption apportée au cours des matières par la présence des ligatures : dans aucun cas, il n'y eut de nausées ni de vomissements.

Quelle qu'ait été du reste l'intensité de ces coliques, elles n'ont jamais persisté à la suite de l'ouverture de l'anse intestinale sphacélée.

En somme, d'une façon générale, les coliques et les douleurs abdominales accusées par un certain nombre d'opérés sont des phénomènes absolument négligeables : il est certain qu'ils présentent moins d'inconvénients que l'administration de médicaments opiacés, souvent prolongée pendant douze ou quatorze jours, comme cela se voit dans la plupart des autres procédés de colostomie.

Un grand avantage, que le procédé de la double ligature partage du reste avec les autres procédés en deux temps, c'est de ne pas exposer à l'infection et à la péritonite, l'anus illiaque est définitivement créé quarante-huit heures après la première intervention et l'expérience a démontré dans tous les cas que les adhérences avaient eu le temps de devenir assez solides pour que la cavité péritonéale soit absolument isolée, et à l'abri par conséquent des infections possibles.

Le procédé de la double ligature a été mis en pratique vingt-sept fois, à la connaissance de M. Gangolphe : nous avons pu recueillir 19 observations. Sur ces vingt-sept cas, il a été noté un décès le quatrième jour après l'intervention, avec signes de péritonite ; l'autopsie n'a pu être pratiquée.

Nous avons observé nous-même un décès quelques jours après l'intervention (obs. 18). La malade avait été opérée dans de bonnes conditions, et l'état local annonçait un très beau résultat opératoire : malheureusement, il existait à ce moment quelques cas de grippe dans la salle où était couchée l'opérée, et elle ne tarda pas à accuser les symptômes d'une broncho-pneumonie grave. Elle succomba le quatorzième jour. L'autopsie que nous avons pratiquée nous-même sous la direction de M. Gangolphe vérifia le diagnostic posé avant la mort. Nous aurions vivement désiré reproduire la pièce opératoire : des difficultés indépendantes de notre volonté nous en ont empêché. Il n'existait pas de trace de lésion ni du côté de la plaie opératoire, ni du côté des feuillets péritonéaux : tout était en très bon état. Les deux bouts de l'intestin étaient complètement séparés : la muqueuse intestinale et la peau étaient absolument adhérentes l'une à l'autre, et il nous a semblé que le bout inférieur avait déjà subi un certain degré d'atrophie : l'abouchement des deux bouts intestinaux à la paroi abdominale était marqué par un léger bourrelet de la muqueuse, très régulier, mais il n'existait pas de prolapsus, ni même de tendance au prolapsus.

Ce décès doit en somme être considéré comme un accident indépendant de la nature de l'intervention, et ne doit nullement entrer en ligne de compte dans l'appréciation du résultat immédiat du procédé de la double ligature.

CHAPITRE V

LES RÉSULTATS ÉLOIGNÉS

Nous devons, pour apprécier la valeur réelle du procédé de la double ligature, étudier les résultats éloignés de l'intervention, c'est-à-dire exposer quels sont les résultats fonctionnels, quel est l'aspect de l'anus iliaque, quelle est la durée de la survie chez les opérés.

1. *Résultats fonctionnels.* — Le premier résultat constaté chez les opérés, c'est la cessation des douleurs dès que l'anus iliaque est établi et peut fonctionner ; cela est parfaitement compréhensible étant donné que le néoplasme n'est plus soumis à l'irritation provoquée par l'accumulation et le passage des matières. Il est bien évident que chez les malades porteurs d'un néoplasme volumineux, inopérable, ce résultat ne sera que relatif, la cessation des phénomènes douloureux ne sera que partielle, car si les douleurs son dues en grande partie au passage

des matières, il en est d'autres qui ont le néoplasme pour siège et qui ne pourraient disparaître qu'avec l'ablation des tissus envahis. Néanmoins, il ressort de la lecture de nos observations que même ces douleurs spontanées subissent un temps d'arrêt immédiatement après l'intervention.

D'autre part, l'établissement de l'anus contre nature provoque un ralentissement notable dans la marche de la lésion, et peut-être même, quelquefois, la rétrocession de certains phénomènes. C'est ainsi que nous avons pu constater nous-même chez la malade qui fait l'objet de l'observation 16 que les ganglions inguinaux étaient moins volumineux, lorsque nous l'avons vue il y a quelques semaines, qu'avant l'opération.

Dans tous les cas, le malade délivré des douleurs atroces provoquées par chaque défécation, douleurs que plusieurs comparent à celles que produirait l'introduction d'un fer rouge dans l'anus, reprend l'appétit, un meilleur état normal et met par cela même son organisme en état de se défendre dans de meilleures conditions.

Un point important sur lequel M. Gangolphe a beaucoup insisté dans l'article de la *Revue de chirugie* qu'il a consacré à l'étude de son procédé de colostomie est la *régularisation des selles*. C'est là, en effet, une chose très importante à considérer. Voici ce qui se passe en général : durant les quelques jours qui suivent l'établissement définitif de l'anus iliaque, les selles ne présentent aucune régularité, et les pansement souillés doivent être changés plusieurs fois dans la journée. Cet état de choses ne dure que peu de temps et dès que le malade s'alimente régulièrement, et à peu près normalement, dès qu'il sort du lit, on constate une grande régularité dans les évacuations. Nous avons revu plusieurs opérés : nous avons obtenu des renseignements sur la plupart de ceux qu'il nous a été impossible de voir et aucun n'a fait exception à cette constatation : chez tous, les selles sont régulières.

M. le professeur agrégé Durand a du reste signalé le fait à la Société de chirurgie de Lyon au sujet d'un malade opéré dans le service de M. Albertin (obs. 8), et qu'il présenta à cette compagnie dix mois après l'intervention. Il insista sur l'excellence des résultats obtenus. « Du côté de l'orifice iliaque, disait-il, il a un anus qui ne lui cause que peu d'ennuis. *J'insiste sur ce point que les selles sont très régulières*, deux fois par jour sauf accident diarrhéique... Il a repris son appétit, ses forces, ses couleurs et son embonpoint et ne montre aucune trace de récidive bien qu'il soit opéré depuis dix mois et que j'aie dû faire l'extirpation de gros ganglions. »

M. le docteur Édouard a eu l'extrême obligeance de nous donner des renseignements sur l'état actuel de l'opéré dont il est question dans la première des observations que nous citons. Nous ne pouvons mieux faire que de reproduire ici les termes dont s'est servi M. le docteur Édouard.

« Mlle G..., dit-il, est actuellement âgée de soixante-cinq ans, pleine de santé et de reconnaissance pour son opérateur. Elle est douée d'un embonpoint notable, est très vigoureuse, fait de longues marches, soulève des fardeaux quelquefois assez lourds...

« *L'anus iliaque fonctionne à la perfection.* La malade, ou plutôt l'ex-malade va à la selle tous les matin : elle fait une toilette soigneuse, se garnit de coton antiseptique, applique sa pelote et est tranquille pour le reste de la journée. Ses digestions sont très bonnes, elle est cependant obligée de s'abstenir de certains aliments, fruits et crudités qui provoquent régulièrement des selles diarrhéiques...

« En résumé, état général excellent, état local satisfaisant : à part une heure environ à consacrer chaque jour à faire une minutieuse toilette, elle peut vaquer le reste du temps à ses occupations : elle a conservé ses relations, et aucune des personnes qui la fréquentent ne s'est jamais aperçue qu'elle exhalât une odeur quelconque. »

Chez certains malades opérés, l'évacuation se fait le soir : mais le plus souvent c'est dans la matinée, entre 5 heures du matin et 9 heures. Quelques-uns nous ont donné sur ce sujet de très amples détails.

C'est ainsi que nous avons pu savoir que cette évacuation ne se faisait pas d'un seul coup, mais pour ainsi dire par poussées successives : parfois ce n'est qu'au bout d'une heure que le patient a totalement évacué son intestin. Il est alors tranquille pour tout le reste de la journée, et peut sans crainte se livrer à ses occupations comme tout autre sujet exempt d'infirmité de ce genre. Nous avons cru remarquer que cette considération avait une grande importance pour l'état moral de l'individu opéré, qui ne se trouve en rien gêné dans ses relations et ses occupations journalières.

Dans l'intervalle des selles, les opérés portent une ceinture hypogastrique munie d'une pelote-tampon destinée à s'appliquer sur l'orifice de l'anus iliaque, et qui suffit à assurer la continence des matières. Un des opérés de M. Gangolphe a modifié cette disposition pour son usage personnel.

Il a pratiqué dans sa ceinture abdominale une ouverture destinée à livrer passage à une sorte de sac de caoutchouc long de 20 centimètres environ, et dont le pourtour, formé par un anneau de caoutchouc semblable à un pessaire, s'adapte exactement sur le pourtour de l'orifice iliaque. Grâce à cette disposition, les liquides intestinaux, qui à l'occasion peuvent s'écouler dans l'intervalle des selles sont recueillis dans le sac sans qu'il en résulte aucune gêne pour le porteur. Nous avons trouvé l'appareil assez ingénieux : mais nous nous sommes demandé si dans une certaine mesure il ne favoriserait pas le prolapsus de la muqueuse intestinale, prolapsus empêché au contraire par une pelote qui joue en somme le même rôle que la pelote d'un bandage herniaire.

2. *Aspect de l'anus iliaque créé par l'opération de la double ligature.* — L'aspect de l'anus iliaque n'est pas toujours le même : ces variations dépendent de la longueur de l'incision cutanée, et aussi de la laxité plus ou moins grande du mésocôlon.

Le plus souvent, il présente à l'examen deux orifices : l'orifice supérieur est celui où aboutit le bout supérieur, et l'ouverture inférieure, celle où s'abouche le bout inférieur de l'intestin : ce dernier orifice est généralement en voie d'atrophie peu de temps après l'intervention.

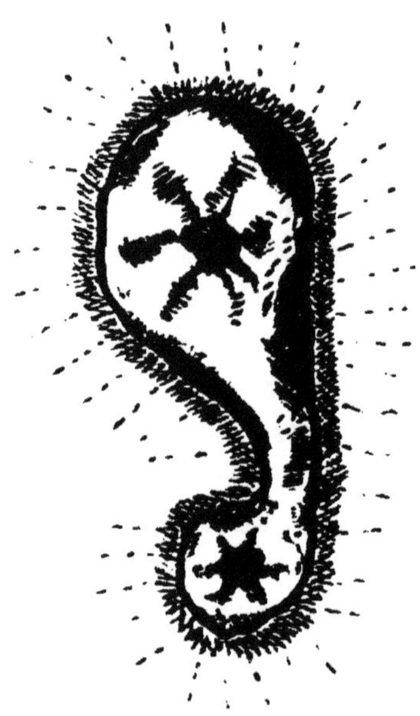

En haut, le bout supérieur ; en bas, bout inférieur atrophié (obs. 8).

Les deux orifices sont bordés d'un repli de la muqueuse intestinale, qui n'est séparé du tégument externe que par un sillon presque inappréciable. Il arrive quelquefois (obs. 10, figure ci-jointe) que le bout inférieur présente un orifice d'abouchement à la peau plus volumineux que celui du bout inférieur: et alors l'orifice supérieur est caché dans l'angle supérieur de la plaie.

L'orifice inférieur reste en général assez longtemps perméable pour admettre l'introduction d'une sonde et permettre le lavage de la partie inférieure du gros intestin.

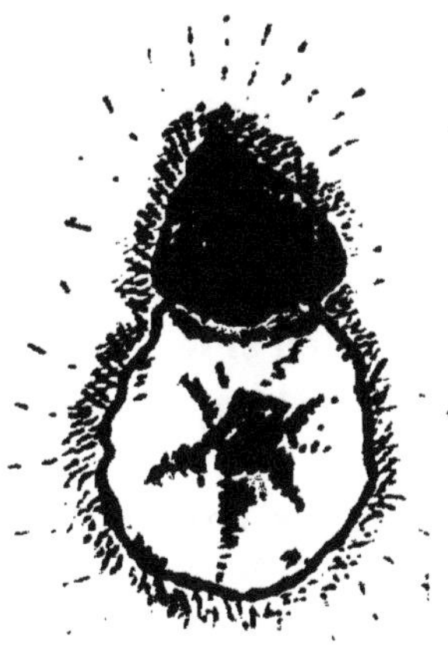

L'orifice supérieur est caché dans l'angle supérieur de la plaie : l'orifice inférieur est plus volumineux (obs. 10).

Le prolapsus de la muqueuse est excessivement rare, et négligeable quand il se produit. Il a été signalé dans un seul cas (obs. 8), et il a été facile d'y remédier par des cautérisations ignées légères. Il existe parfois un prolapsus intermittent, si je puis ainsi m'exprimer, ne se produisant qu'au moment où les selles ont lieu : la muqueuse intestinale accompagne le bol fécal jusqu'à l'extérieur et rentre après l'expulsion. — Ce phénomène peut être rapproché de celui qui se produit normalement, lors de la défécation, chez certains animaux, le cheval par exemple.

Ce prolapsus existe chez certains des opérés que nous avons pu revoir (obs. 10, 12, 16, 17).

L'anus artificiel est situé à fleur de peau. Les deux bouts supérieur et inférieur sont généralement séparés par une sorte de pont de tissu cicatriciel. M. Gangolphe les a fort bien décrits en les comparant aux canons accolés d'un fusil à deux coups.

L'existence de cette traînée cicatricielle assurant l'indépendance des deux orifices présente une certaine importance au point de vue fonctionnel ; l'éperon qui existe lorsque l'on emploie les autres procédés est supprimé ici et le passage des matières d'un bout dans l'autre est impossible.

3. *De la survie chez les opérés.* — Il y a, au sujet de la survie chez les opérés, à envisager deux catégories de cas : l'une comprend ceux où la colostomie a été pratiquée dans un but purement palliatif, lorsque le néoplasme est diffus et qu'il existe de la généralisation ganglionnaire : l'autre catégorie comprend les cas où l'établissement de l'anus contre nature a été suivi de l'extirpation du néoplasme.

Dans les cas où la colostomie a été pratiquée dans un but simplement palliatif, les limites de la survie ont varié dans d'assez grandes proportions.

F..., Antoine (obs. 2), opéré le 8 mai 1897, a succombé le 25 juillet 1897, ayant obtenu de l'opération une survie de deux mois et demi.

M..., Justin (obs. 9), opéré le 8 novembre 1898, présentait à la suite de l'intervention un excellent état général, et il n'éprouvait plus des douleurs vives comme il en éprouvait avant la colostomie. Il s'est suicidé en mai 1900, après avoir bénéficié d'une survie d'un an et demi. Il ne souffrait presque plus de son affection à ce moment-là et l'anus artificiel fonctionnait très bien : tout faisait prévoir que les bons effets de l'opération subsisteraient longtemps encore.

Mme de F..., opérée le 12 mai 1900 (obs. 13), est morte dans la seconde quinzaine d'octobre, bénéficiant de sept mois de survie.

V..., Aug. (obs. 15) subit l'opération de la colostomie le 1er octobre 1899. Il meurt en mars 1900, six mois après.

B..., Benoite, opérée le 26 septembre 1900 (obs. 16), présente actuellement un état assez satisfaisant, et l'on compte pour elle sur une survie de plusieurs mois encore.

La malade de l'observation 17, M..., Delphine, opérée le 21 mai 1900, est encore existante actuellement : son état général n'est pas trop mauvais, bien qu'elle accuse de vives douleurs au niveau du siège du néoplasme : le praticien qui lui donne ses soins nous a fait savoir qu'il espérait qu'elle bénéficierait encore de quelques mois de survie.

G..., Rosalie (obs. 18) est cette malade qui a succombé quatorze jours après son opération : ce décès ne peut, en somme, figurer en ligne de compte.

G..., opéré le 3 mai 1900, est mort le 30 décembre 1900, ce qui donne une survie de huit mois.

Nous doutons que d'autres procédés que celui de M. Gangolphe puissent procurer aux opérés des survies plus considérables ; en tous cas, nous trouvons dans la thèse de Lehmann que le professeur Czerny a eu, sur 40 cas, des survies de un mois, deux mois, quatre mois, six mois, un an : et encore cette statistique ne fait pas de distinction entre les cas où la colostomie a été simplement une opération palliative, et ceux où elle a été suivie de l'extirpation complète du rectum cancéreux.

Nous arrivons maintenant à la catégorie des cas où l'opération de M. Gangolphe a été suivie de l'opération de Kraské.

L'observation I se rapporte à une opérée du 18 décembre 1896, Mlle G..., qui, âgée actuellement de soixante-deux ans, se livre aux occupations habituelles d'une personne normale. Nous avons longuement parlé de cette opérée dans la partie de ce chapitre que nous avons consacrée aux résultats fonctionnels.

Nous avons aussi de bonnes nouvelles des opérés L... (décembre 1897) et X... (janvier 1898).

B..., Georges, opéré le 21 janvier 1899, se trouve encore fort bien de son opération : il vit de la vie de tout le monde, va au théâtre, fait de longues promenades, joue aux boules. Nous avons visité cet opéré tout récemment et nous avons été frappé chez lui, particulièrement, de l'excellence du résultat à tous les points de vue.

Nous avons aussi vu B..., Simon (obs. 12). B... a repris également la vie active qu'il menait avant d'être porteur de son affection. Il est enchanté de son état qui ne lui laisse aucun autre ennui que celui de procéder chaque matin à une minutieuse toilette.

CONCLUSIONS

1° La colostomie iliaque par le procédé de M. le Dr Gangolphe s'effectue en deux séances :

a) Le chirurgien attire au dehors une anse iliaque et l'étrangle par une double ligature en chaîne : il l'isole de la cavité péritonéale au moyen de sutures séro-séreuses unissant péritoine pariétal et péritoine viscéral.

b) Dans une seconde séance, sans anesthésie, quarante-huit heures plus tard, on incise au thermocautère l'anse sphacélée et les deux ligatures.

2° Dans aucun des cas observés, on n'a noté de phénomènes d'occlusion intestinale pendant les quarante-huit heures qui séparent les deux séances. Les opérés éprouvent des coliques plus ou moins violentes, mais jamais il n'y a eu de vomissements ni même de nausées.

3° Les suites immédiates de l'intervention sont bonnes en général. Sur les 27 cas observés, on a noté : un décès le quatrième jour avec signes de péritonite (l'autopsie n'a pu être faite), un décès le quatorzième jour chez une personne âgée, l'autopsie a démontré l'existence d'une broncho-pneumonie grippale, mais aucune complication abdominale.

4° Les résultats fonctionnels donnent toute satisfaction : les opérés sont soulagés par l'intervention. L'évacuation des matières s'effectue en général très bien, régulièrement, au même moment de la journée pour le même opéré, ce qui donne une grande tranquillité pour vaquer aux occupations journalières. Dans l'intervalle des selles, une simple ceinture hypogastrique munie d'une pelote-tampon suffit à assurer la continence des matières.

5° L'anus opératoire n'a pas toujours le même aspect : en général, le bout supérieur occupe l'angle supérieur de la plaie : il est nettement séparé du bout inférieur par une sorte de pont cicatriciel.

On ne signale pas d'éventration. Le prolapsus de la muqueuse est exceptionnel, très léger quand il se produit et absolument négligeable. Les matières ne passent pas dans le bout inférieur.

6° Le nombre des cas opérés n'est pas encore suffisant pour que l'on puisse établir une moyenne de la survie après l'intervention. Il y a du reste à établir deux catégories dans les cas à considérer : l'une comprenant les cas où la colostomie a été purement palliative, l'autre comprenant ceux dans lesquels l'opération de M. Gangolphe a été suivie de l'ablation des parties envahies par le néoplasme.

Après l'intervention palliative pratiquée dans les cas où le néoplasme est diffus et où il existe de la généralisation ganglionnaire, la durée de la survie a varié entre deux mois et deux ans et quelques mois.

Après l'intervention pratiquée dans un but curatif, la durée de la survie est illimitée, et nous ne pensons pas que l'infirmité résultant de l'opération ait une influence sensible sur la durée de l'existence de l'individu opéré.

7° Le procédé de la double ligature est un procédé simple, d'une exécution relativement facile, donnant toute satisfaction au malade comme au chirurgien. — Dans les cas où il n'existe pas d'indication absolue de créer immédiatement un anus artificiel, il se recommande à l'exclusion de tout autre tant par sa simplicité que par l'excellence des résultats obtenus.

BIBLIOGRAPHIE

AUBRY. — *Archives prov. de chirurgie*, Paris 1893.

CHALOT. — Traité de médecine opératoire.

DEMARD. — Thèse de Lyon, 1899.

DUPLAY ET RECLUS. — Traité de chirurgie.

DURAND. — *Bulletin de la Soc. de chirurgie de Lyon*, avril 1898.

GANGOLPHE. — *Bull. Soc. chir. de Lyon*, avril 1898.

— *Revue de chirurgie*, février 1900.

LAGRAITE. — Thèse de Lyon 1881.

— *Journal des praticiens*, janvier 1901.

RECLUS. — *Bulletin de la Soc. de chirurgie de Paris*, 1890.

Imp. A. STORCK & Cie, rue de la Méditerranée, 8, Lyon.

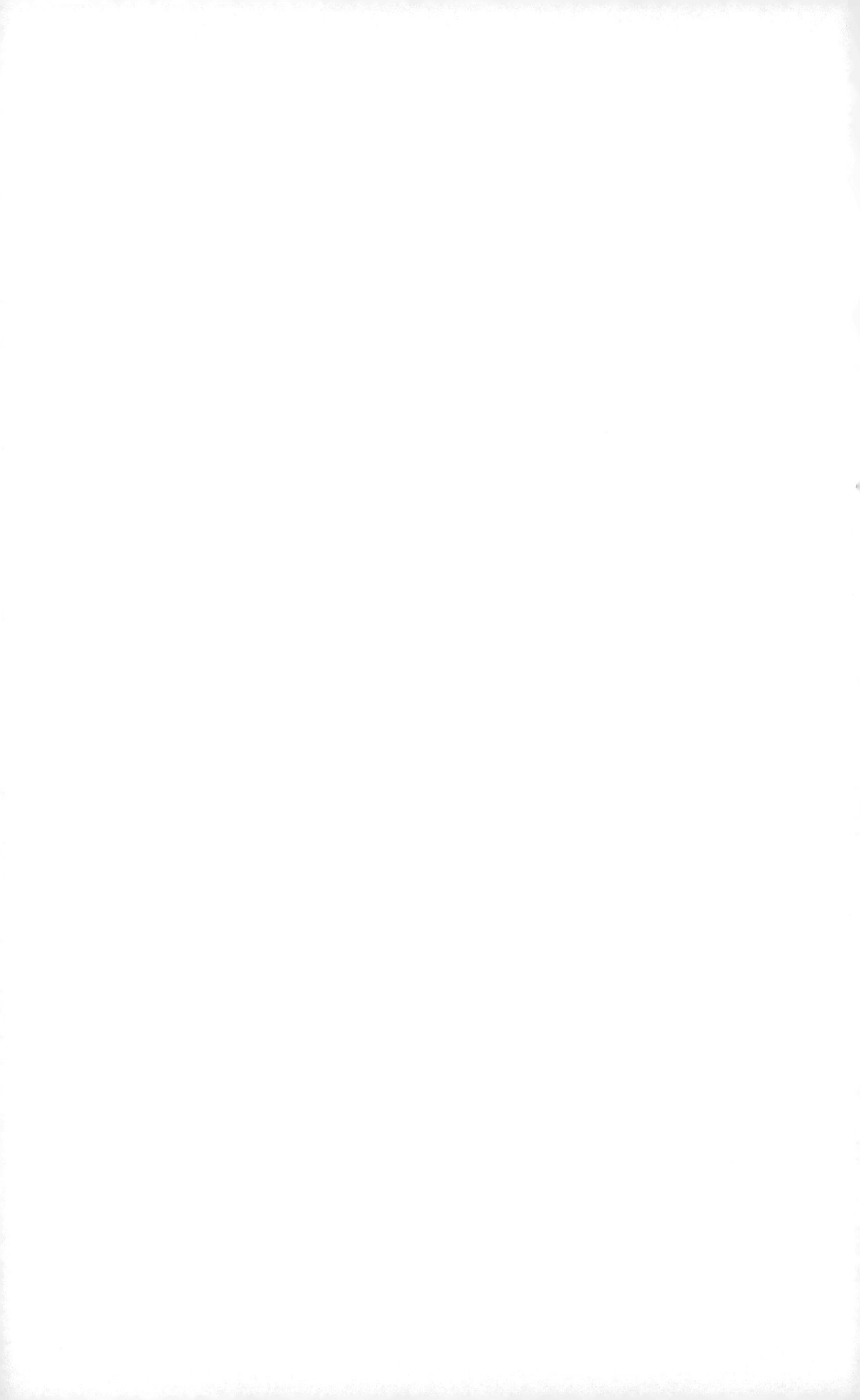

www.ingramcontent.com/pod-product-compliance
Ingram Content Group UK Ltd.
Pitfield, Milton Keynes, MK11 3LW, UK
UKHW021135230726
13926UKWH00002B/810